BEI GRIN MACHT SICH IHR WISSEN BEZAHLT

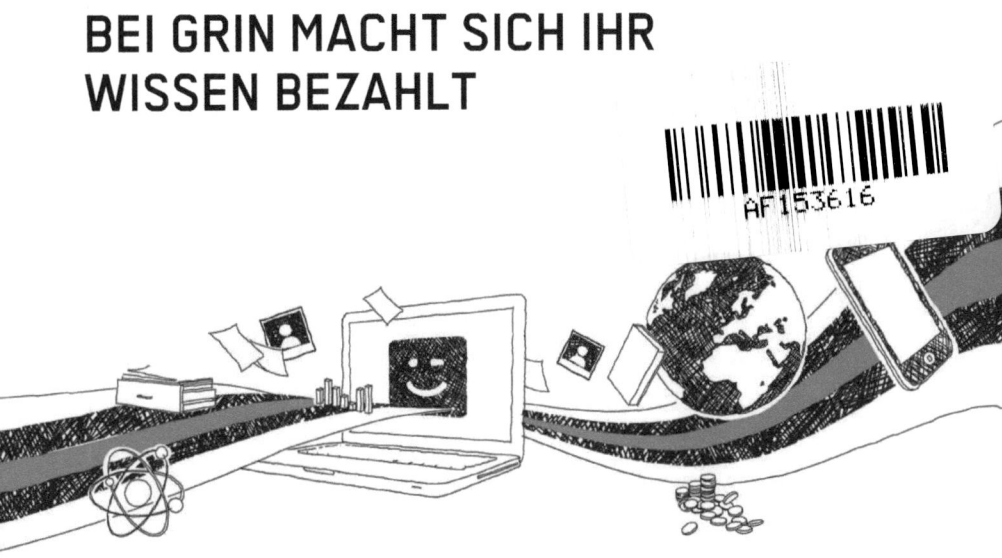

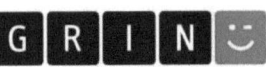

Der Beruf Operationstechnische Assistenz (OTA). Analyse, Ausblick und Weiterbildungsmöglichkeiten

Stephanie Petry

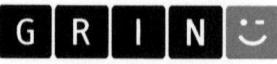

Bibliografische Information der Deutschen Nationalbibliothek:

Die Deutsche Nationalbibliothek verzeichnet diese Publikation in der Deutschen Nationalbibliografie; detaillierte bibliografische Daten sind im Internet über http://dnb.d-nb.de abrufbar.

ISBN: 9783346822017
Dieses Buch ist auch als E-Book erhältlich.

Das Buch bei GRIN: https://www.grin.com/document/1329810

Hamburger Fern-Hochschule

Studiengang Berufspädagogik
für Gesundheits- und Sozialberufe (B.A.)

Studienzentrum: Gießen

OTA – Operationstechnische Assistenz

Der Weg von einer „Sackgassenausbildung" zum staatlichen anerkannten Beruf mit Ausblick auf zukünftige Weiterentwicklungsmöglichkeiten.

Modul: Professionelle Verantwortlichkeit und gesellschaftlicher Rahmen in der Pflege (PVR)

Herbstsemester

von

Stephanie Petry

20.01.2022

Inhaltsverzeichnis

Abkürzungsverzeichnis

Abs.	Absatz
Absch.	Abschnitt
ATA	Anästhesietechnische-Assistenz
ATA-OTA-APrV	Anästhesietechnische- und Operationstechnische-Assistenten-Ausbildungs- und Prüfungsverordnung
ATA-OTA-G	Anästhesietechnische- und Operationstechnische-Assistenten-Gesetz
ATA|OTA-Verband	Deutscher Berufsverband Anästhesietechnischer & Operationstechnischer Assistenz
BGBl.	Bundesgesetzblatt
bzw.	beziehungsweise
DBfK	Deutscher Verband für Pflegeberufe
DBOTA	Deutscher Berufsverband Operationstechnischer Assistentten
DHBW	Duale Hochschule Baden-Württemberg
DKG	Deutsche Krankenhausgesellschaft e.V.
DOSV	Deutscher OTA Schulträger-Verband e.V.
ebd.	ebenda
ECTS	European Credit Transfer and Accumulation System
f.	folgende
ff.	fortfolgende
GEKA-OTA	Gemeinschaft zur Erarbeitung und Konzeption von Richtlinien für die Ausbildung von Operationstechnischen Assistenten
Hrsg.	Herausgeber
i. d. F. v.	in der Fassung vom
KrPflG	Krankenpflegegesetz
NEO	Nationaler Ethikkodex Operationstechnischer Assistentinnen und Assistenten
NRW	Nordrhein-Westfahlen
o. g.	oben genannt, oben genannte, oben genannten, oben genannter
o. J.	ohne Jahr
o. S.	ohne Seite
OTA	Operationstechnische Assistenz
OTAs	Angehörige der Berufsgruppe Operationstechnische Assistenz
OTA-VO (2004)	Landesverordnung über die Berufsausbildung zur oder zum Operationstechnischen Angestellten

OTA-VO (2010)	Verordnung über die Ausbildung für die operationstechnische Assistenz
S.	Seite
SRH	SRH Wilhelm Löhe Hochschule
ThürSOHBFs 3	Thüringer Schulordnung für die Höhere Berufsfachschule - dreijährige Bildungsgänge -
WPO-Pflege	Hessische Weiterbildungs- und Prüfungsordnung für die Pflege und Entbindungspflege
z. B.	zum Beispiel
zit. n.	zitiert nach
[...]	Auslassung im Satz

„Wer immer tut, was er schon kann, bleibt immer das, was er schon ist."

1 Einleitung

Ein Zitat wie dieses, das vielfach Henry Ford zugeschrieben wird, könnte Angehörige der Berufsgruppe Operationstechnische Assistenz (im Folgenden als OTAs bezeichnet) in der Vergangenheit dazu gebracht haben, sich für die staatliche Anerkennung ihres Berufs einzusetzen und darum zu kämpfen. Zum 01.01.2022 sind das ATA-OTA-Gesetz (ATA-OTA-G) und die Ausbildungs- und Prüfungsverordnung für die ATA- und OTA-Ausbildung (ATA-OTA-APrV) in Kraft getreten. Danach werden OTA-Auszubildende zu staatlich anerkannten OTAs ausgebildet. Selbst bereits 2014 noch ohne staatliche Anerkennung zur OTA ausgebildet, besteht auch im Rahmen meines Berufspädagogikstudiums und meiner Tätigkeit als Lehrkraft an einer OTA-Schule ein besonderes Interesse an der zurückliegenden wie zukünftigen Entwicklung des OTA-Berufs. Im OTA-Lehrbuch, welches sich inhaltlich an dem vom Deutschen OTA Schulträger-Verband e.V. empfohlenen Curriculum anlehnt (Kasakov, Köpcke, Liehn & Richter, 2018, S. VII), ist die Auseinandersetzung der Auszubildenden mit der Entstehung des OTA-Berufs im Kapitel „Berufsbild OTA" bereits vorgesehen (Neiheiser & Richter, 2018, S. 526ff.). Dieses Themenfeld soll sich auch im aktuell neu zu entwickelnden Curriculum wiederfinden (Ottinger, 2021) und dazu beitragen, angehende OTAs zu befähigen, die Weiterentwicklung des Berufsbildes gemeinsam voranzutreiben und mitzugestalten. Doch dabei stellt sich die Frage, wie die zukünftige Weiterentwicklung des Berufs aussehen kann. Welche Möglichkeiten eröffnen sich im Bereich von Weiterbildungen und Studiengängen? Wird eine Professionalisierung angestrebt und sind bereits Ansätze diesbezüglich erkennbar? Und welchen Einfluss hat die staatliche Anerkennung auf die Entwicklung einer professionellen Verantwortlichkeit?

Zunächst wird der Begriff OP-Pflege näher betrachtet sowie der unterschiedliche Ausbildungsablauf für OP-Fachpflege und OTA dargestellt. Es folgt ein Blick auf die historische Entstehung und Entwicklung des OTA-Berufs vom ersten Ausbildungsgang bis zur staatlichen Anerkennung. Anschließend wird an exemplarischen Beispielen der aktuelle Stand der Weiterbildungsmöglichkeiten für OTAs skizziert. Um daraufhin zu beurteilen, ob Professionalisierungsbestrebungen vorzufinden sind, werden dazu Merkmale einer Profession vorgestellt und die bisherige Entwicklung des OTA-Berufs damit verglichen. Im abschließenden Fazit werden die Erkenntnisse zusammenfassend dargestellt und aufgezeigt, wo weiterer Handlungsbedarf besteht und wie diesem begegnet werden könnte.

2 Begriffserklärung OP-Pflege

Unter dem in der Praxis gängigen Begriff OP-Pflege werden zusammenfassend Mitarbeitende eines OP-Teams bezeichnet, in deren Aufgabenfeld nichtärztliche

Tätigkeiten im OP fallen. Als OP-spezifisch sind hier besonders die Springer- und Instrumentiertätigkeiten hervorzuheben. Diese werden zumeist von Pflegekräften mit und ohne Weiterbildung zur Pflege für den Operationsdienst (im Folgenden als Fachpflege für den Operationsdienst bezeichnet) sowie von OTAs ausgeführt (Lahn-Dill-Kliniken, o. J.). Zur Differenzierung des Begriffs OP-Pflege sollen die Ausbildung zur Fachpflege für den Operationsdienst und zur OTA kurz vorgestellt werden. An dieser Stelle sei erwähnt, dass es weitere Berufsgruppen im Bereich der OP-Pflege gibt, auf die hier jedoch nicht eingegangen werden soll.

2.1 Fachpflege für den Operationsdienst

Die Fachweiterbildung zur „Pflege im Operationsdienst" ist in Bundesländern ohne eigene landesrechtliche Regelungen nach der DKG-Empfehlung zur pflege-rischen Weiterbildung geregelt (DKG, 2018). Zulassungsvoraussetzung ist eine abgeschlossene dreijährige Ausbildung in der (Kinder-)Krankenpflege oder der Gesundheits- und (Kinder-)Krankenpflege mit der Erlaubnis des Führens der ent-sprechenden Berufsbezeichnung (ebd., §§ 1 & 4) sowie mindestens 6 Monate Berufserfahrung im Fachbereich Operationsdienst (ebd., § 4). Die Dauer der Fachweiterbildung beträgt mindestens 2 bis maximal 5 Jahre, wird berufsbeglei-tend absolviert (ebd., § 7) und endet mit Bestehen der Abschlussprüfungen (ebd., § 13). Exemplarisch für eine landesrechtliche Regelung sei hier die Landesver-ordnung von Rheinland-Pfalz zur „Fachpflege in operativen Funktionsbereichen" genannt (GFBWBGDVO). Zugangsvoraussetzungen, Dauer und Abschlussprü-fungen entsprechen dabei im Wesentlichen denen der von der DKG geregelten Fachweiterbildung (DKG, 2018). Bis zum Abschluss einer der o. g. Fachweiterbil-dungen müssen somit mindestens fünf Jahre Aus- und Weiterbildung absolviert sowie zusätzlich mindestens sechs Monate Berufserfahrung erworben werden.

2.2 OTA

Die Ausbildung zur staatlich anerkannten OTA ist in der ATA-OTA-APrV geregelt, welche am 01.01.2022 in Kraft getreten ist. Zulassungsvoraussetzung ist zu-nächst mindestens ein mittlerer oder gleichwertiger Schulabschluss (§ 11 Abs. 1 a) ATA-OTA-G) Absolventen mit Hauptschul- oder einem gleichwertigen Ab-schluss erhalten mit Nachweis einer zusätzlichen abgeschlossenen Ausbildung gemäß den Bestimmungen ebenfalls Zugang zur Ausbildung (§ 11 Abs. 1 b) ATA-OTA-G). Grundsätzlich ist also keine vorhergehende Berufsausbildung vorausge-setzt. Die Dauer der Ausbildung beträgt mindestens 3 Jahren (Vollzeit) bis maxi-mal 5 Jahre (Teilzeit) (§ 12 ATA-OTA-G) und endet mit Bestehen der Abschluss-prüfung (§ 5 ATA-OTA-APrV, § 31 ATA-OTA-G). Bis zum Abschluss der OTA-Aus-bildung müssen somit mindestens 3 Jahre Ausbildung absolviert werden. Eine vorhergehende Berufserfahrung in einem operativen Bereich muss nicht nach-gewiesen werden.

3 OTA - vom ersten Ausbildungsgang bis zur staatlichen Anerkennung

Aus historischer Sicht kann der Beginn der institutionellen Ausbildung nichtärztlicher OP-Assistenz in Deutschland bereits im 18. Jahrhundert in Berlin verortet werden. Dort wurde 1723 eine der ersten Schulen gegründet, in der die zweijährige Ausbildung von Chirurgiegehilfen erfolgte und kurz darauf der erste in einem Krankenhaus befindliche OP-Saal an der Charité eingerichtet. Zur Entlastung der Chirurgen im Preußischen Militär wurden ab 1832 im Rahmen einer dreijährigen praktischen, nicht weiter geregelten Unterweisung Lazarett- oder Chirurgengehilfen ausgebildet, die niedere chirurgische Tätigkeiten übernahmen. So ging das Preußische Heer gegen den Mangel an nichtärztlichem Sanitätspersonal vor (Büttner & Pfütsch, 2020, S. 66f.). Die nichtärztliche OP-Assistenz wurde jedoch sukzessiv in die sich entwickelnde Pflege integriert, was sich im erstmals 1907 erlassenen Krankenpflegegesetz in den dort aufgeführten Unterrichtsinhalten widerspiegelte (Schmitz, 2020, S. 136) und schließlich zur Ablösung der Berufsgruppe der Chirurgiegehilfen führte (Büttner & Pfütsch, 2020, S. 66). Durch die erste im Jahr 1971 veröffentlichte DKG-Empfehlung zur pflegerischen Weiterbildung vollzog sich schließlich der Wandel von der bis dahin angelernten OP-Pflegekraft zur speziell ausgebildeten Fachpflegekraft für den Operationsdienst (Wulf, 2020, S. 147). Der erste OTA- Ausbildungsgang in Deutschland fand 1990 als Reaktion auf einen bundesweit zunehmenden Fachkräftemangel im OP, der durch die Fachweiterbildung aus quantitativer Sicht nicht mehr zu decken war, in Nordrhein-Westfalen (NRW) statt. Dort mussten im Evangelischen Krankenhaus in Mühlheim an der Ruhr aufgrund dieses Fachkräftemangels Operationen verschoben werden (Neiheiser & Richter, 2018, S. 526). Um diesem Problem aktiv zu begegnen, startete man hier ab Dezember mit 187 Teilnehmenden die erste OTA-Ausbildung in Deutschland (Grunow, Jochem & Schöfer, 2000, S. 23). Der Ablauf gliederte sich entsprechend dem Schweizer Modell in eine zweijährige Ausbildung mit einem anschließenden Anerkennungsjahr in der Praxis. Damit wurde der klassische Weg zur Fachpflege für den Operationsdienst wie in 2.1 dargestellt erstmals umgangen. Bereits zwei Jahre später schlossen sich diesem Vorbild zwei weitere Kliniken in NRW an. Es wurde in Orientierung am Krankenpflegegesetz eine gemeinsame Ausbildungsrichtlinie erarbeitet, was unter anderem zur Folge hatte, dass die Ausbildungsdauer fortan auf drei Jahre festgelegt wurde. Zur Förderung und Weiterentwicklung des Berufsbildes OTA wurde zudem der OTA-Schulträgerverband gegründet. Die im Jahr 1994 gegründete Arbeitsgruppe „Gemeinschaft zur Erarbeitung und Konzeption von Richtlinien für die Ausbildung von Operationstechnischen Assistenten" (GEKA-OTA) hatte zum Ziel, nicht zuletzt durch Öffentlichkeitsarbeit das Berufsbild der OTA in NRW zu verankern. Auch strebte man die Vereinheitlichung der Ausbildungskonzepte an und entwickelte Prüfungsfragen. Es folgte die Gründung weiterer OTA-Schulen auch in anderen Bundesländern, was die Notwendigkeit einer einheitlichen Regelung auf bundesweiter Ebene mit sich brachte und zur Einrichtung der Arbeitsgruppe-OTA durch die DKG führte. Dies hatte die Auflösung bzw. Integration der GEKA-OTA in den OTA-Schulträgerverband zur Folge. Die erste „Ausbildungsrichtlinie für die Ausbildung zur Operationstechnischen Assistentin/zum Operationstechnischen Assistenten" der DKG wurde am 26.02.1996 veröffentlicht. Diese erfuhr im Laufe der folgenden Jahre einige Änderungen und Anpassungen. (Neiheiser & Richter, 2018, S. 526 f.). Ebenfalls in diesem Jahr startete an der OTA-Schule in Marburg erstmals ein Ausbildungsgang an einem Universitäts-Klinikum in Deutschland. Im Jahr 2000 war das Ausbildungsangebot in Deutschland bereits auf über 400 Plätze an insgesamt 22 von der DKG anerkannten OTA-Schulen angestiegen (Grunow, Jochem & Schöfer, 2000, S. 23). Das Bundesland Schleswig-Holstein ermöglichte mit dem Erlass der „Landesverordnung über die Berufsausbildung zur oder zum Operationstechnischen Angestellten" im Juni 2004 als erstes Bundesland eine Ausbildung mit staatlicher Anerkennung auf Landesebene (OTA-VO, 2004). Diesem Beispiel folgte Thüringen im Dezember 2004 mit der Aufnahme der MTA-O in die Schulordnung für die höhere Berufsfachschule (2. Absch. §§ 28-32 ThürSOHBFS 3). Parallel zu dieser Entwicklung forderte erstmals der OTA-Schulträgerverband 2005 mit der „Berliner Erklärung" eine bundesrechtliche Regelung (Verband der OTA-Schulträger, 2005, S. 2). 2007 gründete sich aus dem OTA-Schulträgerverband der Deutsche OTA Schulträger-Verband e.V. (DOSV) und erarbeitete im Laufe der Zeit unter anderem für die Mitglieder ein Curriculum im Lernfeldkonzept (ATA|OTA, o. J., a). Als drittes Bundesland erließ schließlich Sachsen-Anhalt im Jahr 2010 ebenfalls eine landesrechtlichen „Verordnung über die Ausbildung für die operationstechnische Assistenz" (OTA-VO, 2010). Im selben Jahr wurde durch NRW bei der Bundesregierung ein erster Gesetzesentwurf zur staatlichen Anerkennung eingereicht (ATA| OTA, o. J., b). Diesem folgte im Jahr 2012 die Einrichtung eines Expertengremiums durch das Bundesgesundheitsministerium zur Erarbeitung einer entsprechenden gesetzlichen Grundlage (Neiheiser & Richter, 2018, S. 527). 2014 gründete sich der „Deutsche Berufsverband Operationstechnischer Assistenten" (DBOTA) als erste Interessensvertretung für OTAs (ATA|OTA, o. J., c) und NRW brachte seinen Gesetzesentwurf von 2010 erneut bei der Bundesregierung ein. Die Notwendigkeit eines entsprechenden Gesetzes nach diesem Entwurf wurde von Bundestag und Bundesrat 2015 festgestellt. Daraus resultierte ein reguläres Gesetzgebungsverfahren (ATA|OTA, o. J., b). Hierbei waren sowohl die Arbeitnehmerseite der OTAs durch Mitglieder des DBOTA als auch die Schulträger durch den Vorsitzenden des DOSV Franz-Karl Löhr im Expertengremium zur Erarbeitung der gesetzlichen Grundlagen vertreten (ATA|OTA, o. J., d; Steffens, o. J.). Am 14.12.2019 wurde das ATA-OTA-G beschlossen, die ATA-OTA-APrV folgte im November 2020 und trat gemeinsam mit dem ATA-OTA-G am 01.01.2022 in Kraft (ATA-OTA-APrV, 2019; ATA-OTA-G, 2020). Zu diesem

Zeitpunkt sind von der DKG 99 OTA-Schulen in der Bundesrepublik Deutschland anerkannt (DKG, 2021). Bereits vor Inkrafttreten der ATA-OTA-APrV und des ATA-OTA-G in Ausbildung befindliche oder fertig ausgebildete OTAs erhalten auf Antrag die staatliche Anerkennung, wenn sie eine OTA-Ausbildung nach DKG-Empfehlung (DKG, 2013), oder einer der oben genannten landesrechtlichen Regelungen (OTA-VO, 2004; OTA-VO, 2010; ThürSOHBFS 3) absolvieren (§60 ATA-OTA-G) oder absolviert haben (§69 Abs.1,1 & §71 ATA-OTA-G).

4 Weiterbildungsmöglichkeiten für OTAs

Im Rahmen der Etablierung der OTA im Berufsfeld OP hatten in der Vergangenheit Kritiker wie der Deutsche Verband für Pflegeberufe (DBfK) angeführt, es handele sich um einen Abschluss ohne berufliche Aufstiegschancen und der Einsatzrahmen der Absolventen sei sehr begrenzt. Trotz des laufenden Gesetzgebungsverfahrens der OTA-Ausbildung wurde zuletzt 2018 noch die fehlende zukünftige Möglichkeit der Ausbildungsförderung oder eines Hochschulzugangs für Ausbildungsabsolventen betont (DBfK, 2018), was mit Inkrafttreten der staatlichen Anerkennung seit 01.01.2022 letztendlich hinfällig geworden ist. Im folgenden Kapitel soll aufgezeigt werden, wie sich die Weiterbildungssituation sowie das Angebot an Studiengängen für OTAs in Deutschland aktuell darstellt und wie sich dadurch die Berufsperspektiven sowohl auf horizontaler als auch auf vertikaler, hierarchischer Ebene erweitern. Der formal begrenzte Umfang der vorliegenden Hausarbeit erlaubt hier jedoch nur ein exemplarisches Vorgehen.

4.1 Weiterbildungsmöglichkeiten nach DKG-Empfehlungen

Im Jahr 2015 wurde vonseiten der DKG erstmalig eine Empfehlung für die Weiterbildung zur Praxisanleitung herausgegeben (DKG, 2015). Diese stellte zunächst eine Reaktion auf die Einführung von verpflichtender Praxisanleitung in der Krankenpflegeausbildung (§ 4 KrPflG), sowie die bis dahin uneinheitlichen Regelungen der Praxisanleiterqualifikation dar (DKG, 2006, S. 1), inkludierte aber in § 4 als zur Zulassung Berechtigte auch OTA-Absolventen trotz der zu dieser Zeit noch ausstehenden staatlichen Anerkennung des Berufs (DKG, 2015, S. 4). Auch in der 2017 ebenfalls erstmals seitens der DKG herausgegebenen Empfehlung für die Weiterbildung zur Leitung einer Station/eines Bereiches wurde eine abgeschlossene OTA-Ausbildung als Zulassungsvoraussetzung in § 4 aufgeführt (DKG, 2017, S. 4)[1]. Diese genannten Weiterbildungen stellen im zeitlichen Verlauf die ersten Möglichkeiten zur beruflichen Weiterentwicklung für OTA-Absolventen in ihrem direkten Arbeitsbereich nach einer bundeseinheitlichen Empfehlung dar. Der Abschluss insbesondere der Leitungsweiterbildung ist hier als eine

---

[1] Quelle von der DKG, nicht öffentlich zugänglich (Anlage 1)

vertikale Weiterentwicklungsmöglichkeit für OTAs zu sehen, welche dadurch befähigt und legitimiert werden, die Position einer OP-Leitung einzunehmen.

4.2 Weiterbildungsmöglichkeiten nach landesrechtlichen Regelungen

In der WPO-Pflege des Landes Hessen von 2015 waren OTAs für keine der dort aufgeführten Weiterbildungen zugelassen (WPO-Pflege, 2015). Dies änderte sich jedoch mit dem Erlass der aktuellen Fassung der WPO-Pflege vom 17.12.2020 durch die Aufnahme der Berufsgruppe in den §1 Anwendungsbereich der landesrechtlichen Verordnung, wodurch OTAs fortan zu allen in der WPO angebotenen Weiterbildungen zugelassen sind. Dabei handelt es sich um die unter den Anlagen 2-7 aufgeführten Weiterbildungen zu Gruppen- und Wohnbereichsleitung, leitende Pflegefachkraft, Praxisanleiter/-in, Hygienebeauftragte oder Hygienebeauftrager in Pflegeeinrichtungen, Hygienefachkraft im Krankenhaus und Palliative Versorgung (Palliative Care) (WPO-Pflege, 2020). Für weitere Bundesländer konnten zum jetzigen Zeitpunkt unterschiedliche landesrechtlichen Regelungen zu Weiterbildungen für Gesundheitsberufe gefunden werden, jedoch trotz intensiver Recherche keine, zu denen OTAs zugelassen sind (Anlage 2).

4.3 Studiengänge für OTAs

Im (fach-)hochschulischen Bereich stellen verschiedene Studiengänge ebenfalls eine Weiterbildungsmöglichkeit dar, die das Betätigungsspektrum für OTAs auch auf akademischem Niveau erweitert. Hierzu sollen im nachfolgenden Abschnitt exemplarisch zwei Studiengänge speziell mit inhaltlichen Schwerpunkten bezogen auf das Berufsfeld der OTAs vorgestellt werden. Dies spiegelt jedoch nur eine formal bedingt stark eingeschränkte Auswahl im akademischen Bereich wider. Grundsätzlich eröffnet sich mit der staatlichen Anerkennung auch für Absolventen der OTA-Ausbildung ohne Hochschulzugangsberechtigung der Weg zu Studiengängen an Fachhochschulen.

4.3.1 Berufspädagogik

Mit dem Inkrafttreten des ATA-OTA-G sind seit 2022 dort auch die Anforderungen an die Qualifikationen des Personenkreises der Lehrkräfte an OTA-Schulen gesetzlich geregelt. Hauptamtliche Lehrkräfte müssen demnach neben einer operationstechnischen Qualifikation auch einen pädagogischen Abschluss auf Bachelorniveau nachweisen. Zusätzlich ist ein Lehrpersonalschlüssel hauptamtlich Lehrender von einer Vollzeitstelle pro 20 Ausbildungsplätzen vorgeschrieben. Die Voraussetzungen für die Besetzung der Position Schulleitung beinhalten neben der abgeschlossenen Ausbildung eines Gesundheitsberufs einen pädagogischen Hochschulabschluss auf Masterniveau (§ 22 ATA-OTA-G). Hier eröffnet sich für OTAs der berufliche Horizont in den Bildungs- und Leitungsbereich. Im Bereich Berufspädagogik gibt es diesbezüglich inzwischen unzählige Studiengänge, die von verschiedenen (Fach-)Hochschulen angeboten werden. Eine Besonderheit für OTAs stellt hier der von der SRH Wilhelm Löhe Hochschule (SRH) angebotene Bachelor-Studiengang „Berufspädagogik für Gesundheit – OTA/ATA" dar. Er setzt in acht Semestern nicht nur inhaltlich Schwerpunkte bezogen auf dieses Berufsfeld, sondern sieht für entsprechende Berufsabsolventen auch die Anrechnung von 60 der insgesamt 210 zu erlangenden ECTS aus Inhalten der vorausgegangenen Ausbildung vor (SRH, o. J.).

4.3.2 Medizintechnische Wissenschaften

Der Studiengang „Medizintechnische Wissenschaften (B. sc.)" ist ein Aufbaustudiengang, der eine abgeschlossene Ausbildung im medizintechnischen Bereich, z. B. als OTA voraussetzt. Er wird in Form eines dualen Studiums von der Dualen Hochschule Baden-Württemberg (DHBW) angeboten. Die Studieninhalte der ersten drei von insgesamt sechs Semestern können aus vorausgegangenen Ausbildungsinhalten auf insgesamt 210 zu erreichende ECTS angerechnet werden, sodass ein Abschluss in drei Semestern möglich ist. Mit diesem Studiengang eröffnen sich neben dem Bildungs- und Leitungsbereich unter anderem auch Tätigkeitsfelder in Industrie und Forschung für OTAs (DHBW, o. J.).

5 Professionalisierung der OTA

Um zu beurteilen, inwiefern eine Professionalisierung seitens der OTA bereits angestrebt wird oder erfolgt ist, muss der Begriff Professionalisierung zuvor kurz geklärt werden. Dieser kann auf unterschiedliche Arten gedacht werden und wird auch in der Literatur nicht einheitlich gebraucht. Hier soll zum einen eine Professionalisierung auf individueller beruflicher Ebene sowie eine Professionalisierung im akademischen Sinne zur Bildung einer Profession erläutert sowie der aktuelle Stand der Entwicklung der OTA dahingehend dargestellt werden.

5.1 Berufliche Professionalisierung

Entsprechend einer beruflichen Professionalisierung beschreibt Ehlert die Entwicklung des Habitus eines Individuums in dessen Berufsfeld. Darunter fällt neben dem Erwerb berufsspezifischer Kompetenzen auch das Erlangen eines Abschlusses nach formalen Vorgaben und die Entwicklung einer beruflichen Professionalität im Sinne einer „gekonnte[n] Fachlichkeit als Ausdruck qualitativ hochwertiger Arbeit [...]" (Ehlert, 2019, o. S.). Horn verwendet in diesem Zusammenhang den Begriff des individuellen Professionellwerdens (Horn, 2016, S. 155). In dieser Denkweise kann konstatiert werden, dass die Professionalisierung der OTA mit der bundeseinheitlichen Regelung der Ausbildung sowie den bestehenden und sich öffnenden Weiterbildungsmöglichkeiten bereits erfolgt ist und weiter voranschreitet.

5.2 Akademische Professionalisierung

Im Sinne einer akademischen Professionalisierung beschreibt Horn diese als die Entwicklung eines Berufs zu einer Profession (ebd., S. 154). Dabei soll das Vorliegen bestimmter Merkmale auf eine Profession hinweisen: eine auf wissenschaftlichen Grundlagen basierende spezifische Ausbildung, verbindliche ethische und rechtliche Grundlagen für die praktische Berufsausübung, Selbstverwaltung und Einfluss auf die Gestaltung der Ausbildung durch eine berufsständische Vertretung, Orientierung an einem gesellschaftlichen Zentralwert, gesetzlich festgeschriebene Vorbehaltsaufgaben, die Berufsstruktur ist hierarchisch aufgebaut durch verschiedene Qualifikationsstufen (Ehlert, 2019, o.S.; Hesse, 1972; zit. n. Vogt, 2012, S. 108f.). Über die genaue Definition des Begriffs sowie die Gesamtheit der Merkmale herrscht jedoch in der Fachliteratur kein Konsens, sodass diese Aufzählung nur als exemplarisch angesehen werden kann. Die OTA-Ausbildung wird durch das ATA-OTA-G geregelt und gesetzlich legitimiert. Hier sind im § 7 die Ziele der Ausbildung für beide Berufsgruppen, sowie die Orientierung bezüglich deren Vermittlung am aktuellen Stand fachwissenschaftlicher Erkenntnisse festgelegt. Die jeweiligen spezifischen Ausbildungsziele der OTAs werden in § 8 und § 10 näher ausgeführt (ATA-OTA-G, 2019). Im Nationalen Ethikkodex Operationstechnischer Assistentinnen und Assistenten (NEO, o. J.) sind die Grundlagen zur Berufsausübung verankert, denen Berufsangehörige ethisch verpflichtet sind. Hier sind als Beschreibung des Aufgabenfeldes „Gesundheit zu fördern, Krankheit zu verhüten, Gesundheit wiederherzustellen und Leiden zu lindern" (ebd.) benannt, die als ein Bezug auf gesellschaftliche Zentralwerte gedeutet werden können (Schaeffer, 2004, S. 105). Der ATA|OTA-Verband vertritt als Berufsverband die Interessen seiner Mitglieder sowie der Berufsgruppen ATA und OTA allgemein (ATA|OTA, o. J., e), war an der Gestaltung des ATA-OTA-G, sowie der ATA-OTA-APrV beteiligt und ist auch weiterhin in die berufspolitische Entwicklung involviert (ATA|OTA, o. J., d). Im Sinne der oben aufgeführten Merkmale deutet dies auf Ansätzen einer möglichen Entwicklung der OTA im Sinne einer akademischen Professionalisierung hin.

6 Fazit und Handlungsempfehlungen

Wie in Kapitel 4 dargestellt, findet eine Öffnung der Weiterbildungsmöglichkeiten auf verschiedenen Ebenen statt, kann insgesamt zum jetzigen Zeitpunkt aber als ausbaufähig beschrieben werden. Die Zulassung von OTAs zu Weiterbildungen der DKG ist sehr begrüßenswert. Insbesondere im Rahmen der OTA-Ausbildung ist davon auszugehen, dass die Praxisanleitung durch OTA-Absolventen für OTA Auszubildende einen qualitativen Gewinn darstellen wird, was der doch erheblichen inhaltlichen Unterschiede zwischen Pflege- und OTA-Ausbildung geschuldet ist. Sinnvoll könnte hier eine Weiterbildung mit fachspezifischem Bezug im Sinne einer Praxisanleitung mit Fachrichtung OP sein. Zu den Weiterbildungen der

DKG insgesamt ist anzumerken, dass es sich hierbei um Empfehlungen ohne Gesetzescharakter handelt. Mit der Änderung der WPO-Pflege des Landes Hessen, wodurch fortan OTAs zu allen angebotenen Weiterbildungen zuzulassen sind, ergibt sich eine erste Möglichkeit für diese, auch staatlich anerkannte Weiterbildungen zu absolvieren. Ob weitere Bundesländer darauf mit einer Öffnung ihrer jeweiligen landesrechtlichen Regelungen reagieren, bleibt abzuwarten. Mit dieser föderalistischen Form der Weiterbildungsregelung geht indes keine bundeseinheitliche Anerkennung einher, was im Zeitalter von Globalisierung jedoch geboten scheint, um für abgeschlossene Weiterbildungen in Zukunft auch eine internationale Anerkennung erhalten zu können. Grundsätzlich ist aber festzustellen, dass von einer Sackgassenausbildung in keiner Weise mehr die Rede sein kann. Die unter 4.3 vorgestellten Studiengänge stellen nur eine stark begrenzte Auswahl von Möglichkeiten einer akademischen Weiterbildung für OTAs dar. Sie sind auf deren Tätigkeitsbereich fokussiert, was insbesondere im Bereich der Berufspädagogik positiv gewertet werden kann: zukünftige OTA-Lehrkräfte mussten, wie die Erstellerin der Hausarbeit auch, zuvor auf Studiengänge mit Schwerpunkt auf andere Fachrichtungen wie beispielsweise Pflege, ausweichen. Hier fehlt es jedoch an Praxisbezug zum Berufsfeld OP-Pflege allgemein und OTA speziell. Derzeit wird der Studiengang Berufspädagogik mit Fachrichtung OTA jedoch ausschließlich von der SRH angeboten. Für beide vorgestellten Studiengänge werden zudem aktuell noch keine konsekutiven Master-Studiengänge angeboten. Hier besteht Handlungsbedarf, wobei zu hoffen bleibt, dass diesem mit steigender Nachfrage in Zukunft Rechnung getragen werden wird. Positiv bleibt jedoch aktuell schon festzuhalten, dass die staatliche Anerkennung OTA-Absolventen äquivalent zu anderen Berufsabsolventen den Weg zum Studium ohne Hochschulzugangsberechtigung ermöglicht. Wie unter 5.2 erläutert, erfüllt die OTA bereits einige Professionsmerkmale. Zur weiteren Beurteilung der Professionsbestrebung der OTA aus Sicht des ATA|OTA-Verbandes stand stellvertretend Hr. Benny Neukamm als Vorstandsmitglied für ein schriftliches Interview (Anlage 3) zur Verfügung. In diesem äußert er sich positiv bezüglich der Professionsbestrebungen der OTA, weist aber zugleich auf Bedarf an wissenschaftlichen Grundlagen hin. So sieht er zur Formulierung von Vorbehaltsaufgaben beispielsweise den Auf- bzw. Ausbau einer Evidenzbasis als unabdingbar an. Als denkbares Forschungsfeld für eine OTA-Profession führt Neukamm medizintechnische Wissenschaften ins Feld und berichtet von Bestrebungen, diese im Hochschulbereich zu implementieren (Anlage 3). Die Professionalisierungsentwicklung voranzutreiben ist eines der Ziele des ATA|OTA-Verbandes (ATA|OTA, o. J., e). Die Auswertung der Erhebungen des Statistischen Bundesamtes zur OTA-Ausbildung der Jahre 2012 - 2020 ergeben eine Absolventenzahl von 3290. Absolventen aus den Jahren vor 2012 wurden ohne Unterscheidung gemeinsam mit anderen Berufsgruppen erfasst, sodass hierzu keine validen Zahlen vorliegen (destatis, 2021). Neukamm spricht nach Schätzungen anlässlich der Beantragung des ATA-OTA-G von einer Gesamtzahl von über 4000 Absolventen. Weiterhin berichtet er von einer Mitgliederzahl von 195 Berufsangehörigen und 5 Schulen im Berufsverband zum derzeitigen Stand (Neukamm, 2021). Das entspricht einem Anteil von ca. 5 % der Absolventen und Schulen in Deutschland. Im Hinblick auf die Weiterentwicklung des Berufsstandes OTA in Richtung einer Profession ist eine starke berufsständische Vertretung, in der ein höherer Anteil Berufsangehöriger vertreten ist, jedoch unerlässlich, um den Interessen der OTA in der berufspolitischen Landschaft Gewicht zu verleihen und sie gegen Widerstände anderer Berufsgruppen und Professionen durchzusetzen. Abschließend erscheint die Absolventenzahl indes auch unter dem Aspekte der professionellen Verantwortlichkeit interessant: Die Erhebung der Umfrage Krankenhausbarometer von 2020 ergab eine Anzahl von 1800 unbesetzten Stellen im nichtärztlichen OP-Bereich (nicht weiter differenziert). Die Anzahl der Krankenhäuser mit Besetzungsproblemen in diesem Bereich steigt seit 2011 kontinuierlich auf 49 % in 2020 an (Krankenhaus Barometer, 2020). Dieser Befund steht in gegensätzlicher Entwicklung zu zunehmenden Zahlen chirurgischer Interventionen (statista, 2021), was einer faktischen Senkung der OP-Pflegequote gleichkommt. So ist in diesem Zusammenhang zu hoffen, dass die staatliche Anerkennung zu einem Ansteigen der OTA-Absolventenzahlen und dadurch zur Steigerung der Fachkräftequote in der OP-Pflege insgesamt führt. Ob dies tatsächlich eintrifft, müssen zukünftige Erhebungen zeigen. Hilfreich wäre in diesem Sinne eine Fachkräftequote innerhalb der OP-Pflege mit einhergehender Weiterbildungsverpflichtung für künftige Mitarbeiter in der OP-Pflege einzuführen, um so auch den Anteil an Pflegekräften mit Fachweiterbildung zu steigern. Hier ist jedoch der Kostenfaktor zu bedenken. Dieser lag im Jahr 2005 um das Dreifache höher als der einer OTA-Ausbildung (Verband der OTA-Schulträger, 2005). Es ist davon auszugehen, dass sich das Kostenverhältnis bis heute nicht maßgeblich angeglichen hat. Ebenfalls als problematisch stellt sich die insgesamt lange Ausbildungszeit dar, welche die Steigerung der Fachkräftequote unter einem zeitlichen Aspekt erschwert.

Mit der staatlichen Anerkennung hat die OTA einen wichtigen Meilenstein in ihrer bisherigen Entwicklung erreicht. Von einem immer wieder kritisierten Berufsbild ohne große berufliche Perspektiven hat sie sich zu einer im Bereich OP-Pflege nicht mehr wegzudenkenden Berufsgruppe mit vielfältigen Möglichkeiten entwickelt und dort etabliert. Auf dem Weg hin zu einer Profession sind jedoch noch viele weitere Meilensteine zu erreichen. Dazu muss die Berufsgruppe sich im berufspolitischen Feld gut positionieren, um ihre Interessen durchsetzen zu können und für ihre weitere Entwicklung auch in der Zukunft kämpfen. Die Weichen dafür sind gestellt, nun gilt es, sich auf dem bisher Erreichten nicht auszuruhen.

„Keine Atempause, Geschichte wird gemacht, es geht voran!" (Fehlfarben, 1980)

Bibliographie

ATA|OTA (o. J., a). *2007 - DOSV gründet sich.* Verfügbar unter https://ata-ota.org/2007/01/24/2007-dosv-gruendet-sich/ [29.12.2021].

ATA|OTA (o. J., b). *Staatliche Anerkennung.* Verfügbar unter https://ata-ota.org/staatliche-anerkennung-2/ [29.12.2021].

ATA|OTA (o. J., c). *2014 – Berufsverband der OTAs gründet sich.* Verfügbar unter https://ata-ota.org/2014/03/29/2014-berufsverband-der-otas-gruendet-sich/ [29.12.2021].

ATA|OTA (o. J., d). *2019: Einstieg in die Berufspolitik.* Verfügbar unter https://ata-ota.org/2019/03/24/2019-einstieg-in-die-berufspolitik/ [29.12.2021].

ATA|OTA (o. J., e). *Satzung des ATA|OTA-Verbandes.* Verfügbar unter https://ata-ota.org/beispiel-seite/satzung/ [15.01.2021].

ATA-OTA-APrV (2020). Anästhesietechnische- und Operationstechnische-Assistenten-Ausbildungs- und -Prüfungsverordnung vom 04.11.2020. BGBl. I, S. 2295.

ATA-OTA-G (2019). Anästhesietechnische- und Operationstechnische-Assistenten-Gesetz vom 14.12.2019. BGBl. I, S. 2279.

Büttner, A. & Pfütsch, P. (2020). Die Entwicklung der chirurgischen Assistenz im 19. Jahrhundert. In A. Büttner & P. Pfütsch (Hrsg.), *Geschichte chirurgischer Assistenzberufe. Von der Frühen Neuzeit bis in die Gegenwart* (S. 65 - 94). Frankfurt am Main: Mabuse.

DBfK (2018). *Positionspapier. Schaffung neuer medizinischer Assistenzberufe im Krankenhaus.* Verfügbar unter https://www.dbfk.de/media/docs/download/DBfK-Positionen/Positionspapier-Schaffung-neuer-medizinischer-Assistenzberufe-im-Krankenhaus.pdf [01.01.2021].

destatis (2021). *Publikationen des Statistischen Bundesamtes. Berufliche Schulen - Fachserie 11 Reihe 2.* Verfügbar unter https://www.statistischebibliothek.de/mir/receive/DESerie_mods_00000111 [14.01.2021].

DHBW (o.J.). *Studiengangsflyer.* Verfügbar unter https://www.heidenheim.dhbw.de/fileadmin/Heidenheim/Studienangebot/Bachelor_Gesundheit/Medizintechnische_Wissenschaften/Studieninhalte_und_Profil/Studiengangsflyer_web_Medizintech_Wissenschaften.pdf [02.01.2022].

DKG (2006). *DKG-Positionspapier zur Praxisanleitung und Praxisbegleitung auf der Grundlage des Krankenpflegegesetzes vom 16. Juli 2003.* Verfügbar unter https://docplayer.org/14633877-Dkg-positionspapier-zur-praxisanleitung-und-praxisbegleitung-auf-der-grundlage-des-krankenpflegegesetzes-vom-16-juli-2003.html [20.01.2022].

DKG (2013). *DKG-Empfehlung zur Ausbildung und Prüfung von Operationstechnischen und Anästhesietechnischen Assistentinnen/Assistenten.* Verfügbar unter https://www.dkgev.de/fileadmin/default/Mediapool/2_Themen/2.5._Personal_und_Weiterbildung/2.5.12._Aus-_Fort-_und_Weiterbildung_von_OTA_ATA/Rechtliche_Grundlagen/DKG-Empfehlung_OTA-ATA_01-01-2014.pdf [18.12.2021].

DKG (2015). *DKG-Empfehlung für die Weiterbildung zur Praxisanleitung vom 29.09.2015.* Verfügbar unter https://docplayer.org/53299746-Dkg-empfehlung-fuer-die-weiterbildung-zur-praxisanleitung-vom.html [20.01.2022].

DKG (2017). DKG-Empfehlung für die Weiterbildung zur Leitung einer Station eines Bereiches vom 28.11.2017. Schriftliche Auskunft vom 04.01.2022.

DKG (2018). *DKG-Empfehlung zur pflegerischen Weiterbildung.* Verfügbar unter https://www.dkgev.de/fileadmin/default/Mediapool/2_Themen/2.5._Personal_und_Weiterbildung/2.5.11._Aus-_und_Weiterbildung_von_Pflegeberufen/DKG-Empfehlung_zur_pflegerischen_Weiterbildung_vom_29.09.2015/2018_09_17_D KG-Empfehlung_Weiterbildung_Pflege.pdf [18.12.2021].

DKG (2021). *DKG-OTA-Schulen in der Bundesrepublik Deutschland.* Verfügbar unter https://www.dkgev.de/fileadmin/default/Mediapool/2_Themen/2.5._Personal_und_Weiterbildung/2.5.12._Aus-_Fort-_und_Weiterbildung_von_OTA_ATA/Formulare/UEbersicht_OTA-Schulen.pdf [29.12.2021].

Ehlert, G. (2019). *Professionalisierung.* Verfügbar unter https://www.socialnet.de/lexikon/Professionalisierung [06.01.2021].

Fehlfarben (1980). *Ein Jahr (Es geht voran).* Verfügbar unter https://www.songtexte.de/songtexte/fehlfarben-ein-jahr-es-geht-voran-9791188.html [17.01.2021].

GFBWBGDVO (1998). Landesverordnung zur Durchführung des Landesgesetzes über die Weiterbildung in den Gesundheitsfachberufen vom 13.02.1998 i. d. F. v. 19.12.2014, GVBl., S. 302.

Grunow, S., Jochem, J. & Schöfer, I. (2000). OTA – ein neues Berufsbild etabliert sich im Gesundheitswesen. *BWP. Berufsbildung in Wissenschaft und Praxis. Zeitschrift des Bundesinstituts für Berufsbildung, 29 (5)*, 23-24.

Horn, K.-P. (2016). Profession, Professionalisierung, Professionalität, Professionalismus - Historische und systematische Anmerkungen am Beispiel der deutschen Lehrerausbildung. *Zeitschrift für Pädagogik und Theologie, 68 (2)*, 153-164.

Kasakov, Köpcke, Liehn & Richter, (2018). Vorwort. In L. Kasakov, J. Köpcke, M. Liehn & H. Richter (Hrsg.), *OTA-Lehrbuch. Ausbildung zur Operationstechnischen Assistenz* (2., aktualisierte Auflage, S. VII). Berlin: Springer.

Krankenhaus Barometer (2020). *Krankenhaus Barometer. Umfrage 2020*. Verfügbar unter https://www.dki.de/sites/default/files/anylink/Krankenhaus%20Barometer%202020%20-%20final_0.pdf [16.01.2022].

KrPflG (2003). Krankenpflegegesetz vom 19.07.2003, BGBl. I, S. 1442.

Lahn-Dill-Kliniken (o. J.). *Pflege im OP an den Lahn-Dill-Kliniken. Wir stellen uns vor.* Verfügbar unter https://www.lahn-dill-kliniken.de/fileadmin/medien/2018/LD-K_Folder_Pflegebereiche_OP_Pflege_1810_Screen.pdf [01.01.2022].

Neiheiser, R. & Richter, H. (2018). Berufsbild OTA. In L. Kasakov, J. Köpcke, M. Liehn & H. Richter (Hrsg.), *OTA-Lehrbuch. Ausbildung zur Operationstechnischen Assistenz* (2., aktualisierte Auflage, S. 526 - 528). Berlin: Springer.

NEO (o. J.). *Nationaler Ethikkodex Operationstechnischer Assistentinnen und Assistenten (NEO).* Verfügbar unter https://ata-ota.org/beispiel-seite/nationaler-ethikkodex-operationstechnischer-assistentinnen-und-assistenten-neo/ [15.01.2020].

Neukamm, B. (2021). Vorstandsmitglied des ATA|OTA-Verband. Mündliche Auskunft vom 13.01.2021.

OTA-VO (2004). Landesverordnung über die Berufsausbildung zur oder zum Operationstechnischen Angestellten vom 08.06.2004, GVOBl., S. 190.

OTA-VO (2010). Verordnung über die Ausbildung für die operationstechnische Assistenz vom 15.03.2010 i. d. F. v. 26.01.2015, GVBl. LSA, S. 34.

Ottinger, C. (2021). Mitglied der OTA-AG Süd-West. Mündliche Auskunft vom 18.12.2021.

Schaeffer, D. (2004). Zur Professionalisierbarkeit von Public Health und Pflege. In M. Moers, R. Rosenbrock & D. Schaeffer (Hrsg.), *Public Health und Pflege. Zwei neue gesundheitswissenschaftliche Disziplinen* (2., unveränderte Auflage, S. 103 - 126). Berlin: Edition Sigma.

Schmitz, B. (2020). Von der „chirurgischen Schwester" zur „Operationsschwester". In A. Büttner & P. Pfütsch (Hrsg.), *Geschichte chirurgischer Assistenzberufe. Von der Frühen Neuzeit bis in die Gegenwart* (S. 119 - 146). Frankfurt am Main: Mabuse.

SRH (o. J.). *Berufspädagogik für Gesundheit - OTA/ATA.* Verfügbar unter https://www.srh-hochschule-fuerth.de/bachelor-gesundheit-und-soziales/berufspaedagogik-ota/ata/amp.html [01.01.2022].

statista (2021). *Vollstationäre Operationen und Behandlungsmaßnahmen in Krankenhäusern in Deutschland im Zeitraum 2005 bis 2020.* Verfügbar unter https://de.statista.com/download/MTY0MjIzNDczMiMjMjQ1NjI1OSMjNzY4ODkjIzEjI3BkZiMjU3RhdGlzdGlj [15.01.2021].

Steffens, T. (o. J.). *Dankschreiben von Herrn Dr. Thomas Steffens an Herrn Löhr für seine Unterstützung und Expertise.* Verfügbar unter https://www.ota.de/verband/aktuelles/ausgewaehlte-meldung/news/dankschreiben-von-herrn-dr-thomas-steffens-an-herrn-loehr-fuer-seine-unterstuetzung-und-expertise/?L=0&tx_news_pi1%5Bcontroller%5D=News&tx_news_pi1%5Baction%5D=detail&cHash=4a23a8a45960fccec10bb04264decfcb [31.12.2021].

ThürSOHBFS 3 (2004). Thüringer Schulordnung für die Höhere Berufsfachschule - dreijährige Bildungsgänge - vom 13.12.2004 i. d. F. v. 01.09.2020, GVBl., S. 481.

Verband der OTA-Schulträger (2005). *Berliner Erklärung des Verbandes der OTA-Schulträger zur Ausbildungssituation und zum Berufsbild der Operationstechnischen Assistentinnen und Assistenten.* Verfügbar unter: https://www.ota.de/fileadmin/BenutzerUpload/publikationen/Berliner_Erklaerung.pdf [28.12.2021].

Vogt, N. (2012). Pflegewissenschaft auch im OP?. *OP-Journal, 28 (1),* 108-112.

WPO-Pflege (2015). Hessische Weiterbildungs- und Prüfungsordnung für die Pflege und Entbindungspflege vom 06.12.2010 (GVBl. I, S. 654) i. d. F. v. 03.12.2015, GVBl., S. 580.

WPO-Pflege (2020). Hessische Weiterbildungs- und Prüfungsordnung für die Pflege und Entbindungspflege vom 06.12.2010 (GVBl. I, S. 654) i. d. F. v. 03.12.2020. GVBl. I, S. 848.

Wulf, N. (2020). Vom OP-Fachpfleger zum Operationstechnischen Assistenten. In A. Büttner & P. Pfütsch (Hrsg.), *Geschichte chirurgischer Assistenzberufe. Von der Frühen Neuzeit bis in die Gegenwart* (S. 147-162). Frankfurt am Main: Mabuse.

Anlagenverzeichnis

Anm. der Redaktion: Anlage 1 wurde aus
urheberrechtlichen Gründen entfernt.

Liste Weiterbildungen nach landesrechtlichen Regelungen

Baden-Württemberg
- Verordnung des Sozialministeriums über Weiterbildungen für Pflegeberufe in Baden-Württemberg (WVO-Pflegeberufe)
- https://www.landesrecht-bw.de/jportal/portal/t/csr/page/bsbawueprod.psml/action/portlets.jw.MainAction?p1=3&eventSubmit_doNavigate=searchInSubtreeTOC&showdoccase=1&doc.hl=0&doc.id=jlr-IntensivWeitBiVBW2020pP1&doc.part=S&toc.poskey=#focuspoint [31.12.2021]

Bayern
- Verordnung zur Ausführung des Pflege- und Wohnqualitätsgesetzes und Weiterbildung in der Pflege und Hebammenkunde (AVPfleWoqG)
- https://www.gesetze-bayern.de/Content/Document/BayAVPfleWoqG-53 [31.12.2021]

Berlin
- Gesetz über die Weiterbildung und Fortbildung in den Medizinalfachberufen und in Berufen der Altenpflege (Weiterbildungsgesetz - WbG)
- https://gesetze.berlin.de/bsbe/document/jlr-AltPflWeitBiGBEV6P7 [31.12.2021]

Brandenburg
- Weiterbildungs- und Prüfungsverordnung für Gesundheits- und Krankenpflegerinnen und Gesundheits- und Krankenpfleger sowie Gesundheits- und Kinderkrankenpflegerinnen und Gesundheits- und Kinderkrankenpfleger für Hygiene in der Pflege (Hygienefachkraft Weiterbildungsverordnung -HygWBV)
- https://www.landesrecht.brandenburg.de/dislservice/public/gvbldetail.jsp?id=7387 [31.12.2021]

Bremen
- Weiterbildungs- und Prüfungsverordnung für Pflegefachkräfte
- https://www.transparenz.bremen.de/metainformationen/weiterbildungs-und-pruefungsverordnung-fuer-pflegefachkraefte-vom-10-mai-2007-140812?asl=bremen203_tpgesetz.c.55340.de&template=20_gp_ifg_meta_detail_d [31.12.2021]

Hamburg
- keine Fundstelle

Mecklenburg-Vorpommern

- Weiterbildungs- und Prüfungsverordnung für Pflegefachkräfte der Intensivpflege sowie Pflege von Schlaganfallpatienten, Anästhesie, neonatologischen und pädiatrischen Intensivpflege und Atmungstherapie (WPrVo-IAA)
- https://www.landesrecht-mv.de/bsmv/document/jlr-IuAWPrVMV2015pP4 [31.12.2021]

Niedersachsen
- Verordnung über die Weiterbildung in Gesundheitsfachberufen (GesFBWeitBiV ND)
- https://www.nds-voris.de/jportal/portal/t/mee/page/bsvorisprod.psml/action/portlets.jw.MainAction;jsessionid=AF41F20F45DAB66260F339BB416EC9A1.jp12?p1=j&eventSubmit_doNavigate=searchInSubtreeTOC&showdoccase=1&doc.hl=0&doc.id=jlr-GesFBWeitBiVNDV7Anlage1&doc.part=G&toc.poskey=#focuspoint [31.12.2021]

Nordrhein-Westfahlen
- keine eigene Regelung
- (https://www.katharina-kasper-akademie.de/fort-und-weiterbildungen/staatlich-anerkannte-weiterbildungen-fuer-pflegeberufe) [31.12.2021]

Rheinland-Pfalz
- Weiterbildungsordnung der Landespflegekammer Rheinland-Pfalz
- https://www.pflegekammer-rlp.de/index.php/pflege-als-beruf.html?file=files/pflegekammer/images/downloads/Formulare/Weiterbildung/Aenderungen%20August%20September%202021/Weiterbildungsordnung%20%28WBO%2030.09%29.pdf#page4 [31.12.2021]

Saarland
- Verordnung zur Durchführung der Fachweiterbildung in den Pflegeberufen (WeiterbPflegV SL)
- https://recht.saarland.de/bssl/document/jlr-WeiterbPflegVSLV3P4 [31.12.2021]

Sachsen
- Gesetz über die Weiterbildung in den Gesundheitsfachberufen im Freistaat Sachsen (Weiterbildungsgesetz Gesundheitsfachberufe – SächsGfbWBG)
- https://www.revosax.sachsen.de/vorschrift/1108-Weiterbildungsgesetz-Gesundheitsfachberufe#p5 [31.12.2021]

Sachsen-Anhalt

- keine eigene Regelung
- „bei weiteren Bildungsträgern" https://www.landesrecht.sachsen-anhalt.de/bsst/document/jlr-PflBGAGSTpP7 [31.12.2021]

Schleswig-Holstein
- keine Fundstelle

Thüringen
- Thüringer Verordnung zur Durchführung der Weiterbildungen in den Pflegefachberufen (PflWeitBiV TH)
- https://landesrecht.thueringen.de/bsth/document/jlr-PflWeitBiVTHV2P1 [31.12.2021]

Transkribiertes Interview Benny Neukamm

Anmerkung: Das Interview fand am 29.12.2021 in schriftlicher Form via Email statt. Die Antworten aus der Antwort-Email von Hr. Neukamm sind zur besseren Übersicht in eingerückter, kursiver Form unter der betreffenden Fragestellung in die Anschreiben-Email der Verfasserin der Hausarbeit eingefügt worden.

„Hallo Hr. Neukamm,

in Bezug auf die zukünftige Weiterentwicklung der OTAs (und ATAs, die aber nicht Bestandteil meiner Hausarbeit sind) stellt sich ja schnell die Frage nach einer eventuellen Professionsbestrebung im berufssoziologischen Sinn.
Mich würde interessieren, ob „Professionalisierung" für den ATA|OTA-Verband insbesondere im Bereich der OTA bereits ein Thema ist und vielleicht sogar schon Maßnahmen überlegt werden, wie dies zu erreichen ist. Die ersten Merkmale, die als Kennzeichen einer Profession beschrieben werden, sind ja mit dem Inkrafttreten des ATA-OTA-G und der ATA-OTA-APrV und der staatlichen Anerkennung im kommenden Jahr, der Einrichtung einer Interessenvertretung sowie der Errichtung des Nationalen Ethikkodes Operationstechnischer Assistent-Innen NEO bereits erfüllt.

Liebe Frau Petry,

Anbei die Beantwortungen ihrer Fragen.

1. Sehen Sie die OTA momentan bereits auf dem Weg zur Professionalisierung im Sinne einer eigenständigen Profession?

    Hierzu ist der erste Schritt bereits getan. Mit der staatlichen Anerkennung werden die Berufe der Anästhesie- und operationstechnischen Assistenz vor dem Gesetz legitimiert und somit ihre gesellschaftliche sowie gesundheitspolitisch Relevanz bestätigt.

2. Ein Kriterium für „Profession" ist ja der Bezug zu einem gesellschaftlichen Zentralwert. Für die Pflege ist dies „Unversehrtheit, Unabhängigkeit, Selbstpflegefähigkeit", für die Medizin ist es die „Gesundheit". Lässt sich ein solcher gesellschaftlicher Zentralwert auch für die OTA benennen?

    Die Aufgaben die sowohl das Berufsbild ATA als auch das der OTA prägen sind im ATA-OTA- Gesetz §7 festgeschrieben. Die Zentralwerte die Sie der Profession Pflege zuschreiben, treffen ebenso auf anderer Ge-

sundheitsfachberufe, als Beispiel ist hier die Physio- und Ergotherapie anzubringen. Ob diese Werte tatsächlich nur der Pflege zuzuschreiben sind ist m.E. nach fraglich. Hierzu müssten interdisziplinär angelegte Studien durchgeführt werden. Die bisherigen Untersuchungen gehen allein auf die Pflegewissenschaft zurück. Die Betrachtungsweise sollte mehrdimensional erfolgen. Hierzu benötigen wir aber auch flächendeckend einen Wissenschaftsbau. Der sich in Deutschland eher schleppend entwickelt (Siehe Entwicklung der Pflegeprofession)

3. Im Rahmen der Professionalisierungbestrebungen der Pflege wurden mit der Generalistik auch erstmals Vorbehaltsaufgaben festgelegt. Welche Vorbehaltsaufgaben sind für OTA realistisch denkbar und durchsetzbar ?

   Auch hierzu bedarf es wissenschaftliche Untersuchungen und Studien. Generell muss man im internationalen Vergleich feststellen, dass wir beispielsweise im Gegensatz zum angloamerikanischen OP-System immer noch sehr erfahrungsbasiert statt evidenzbasiert handeln. Daher bin ich der Meinung das eine Evidenzbasierung unabdingbar sein wird um die Fragestellung nach Vorbehaltsaufgaben für ATA und OTA zu klären.

4. Zu einer Profession gehört jeweils ein Forschungsfeld, in dem sie wissenschaftliches Fachwissen gewinnt. In welchem Bereich kann neues wissenschaftliches Fachwissen von einer OTA-Profession erforscht werden?

   Siehe Frage 3 . Die Pflegewissenschaft gab es vor 100 Jahren auch noch nicht! Auch diese hat sich nach und nach entwickelt. Es gibt bereits von einzelnen Hochschulen Bestrebungen medizintechnische Wissenschaften zu implementieren. Zunächst sollte aber ein Diskurs zur Verortung der Berufsgruppen erfolgen. Verschiedene Untersuchungen haben nachgewiesen, dass die reine Pflegetätigkeit im OP lediglich 10% der gesamten Tätigkeiten einer OTA ausmachen. Die Frage die gestellt werden sollte ist also: Ist der Beruf der OTA bzw. ATA ein Pflegeberuf im klassischen Sinne oder handelt es sich hierbei um medizintechnische Berufe oder muss hierfür eine neue Begrifflichkeit definiert werden?

5. Und ganz wichtig zum Schluß: Darf ich Ihre Antworten als stellvertretend für den ATA|OTA-Verband im Rahmen meiner Hausarbeit „OTA - Operations-

technische Assistenz. Der Weg zum anerkannten Beruf und Ausblick auf zukünftige Entwicklungsmöglichkeiten. " zitieren?

*Gern. Wobei Sie erwähnen sollten, dass das Interview mit mir durchge-
führt wurde. Ich würde ihre Hausarbeit sehr gern lesen. Ist das möglich?*

Herzliche Grüße
Benny Neukamm

Ich bedanke mich vielmals für die tolle Unterstützung und wünsche Ihnen einen
guten Rutsch in ein tolles 2022 mit spannenden Entwicklungen im Bereich ATA|
OTA

Mit lieben Grüßen,
Stephanie Petry"

BEI GRIN MACHT SICH IHR
WISSEN BEZAHLT

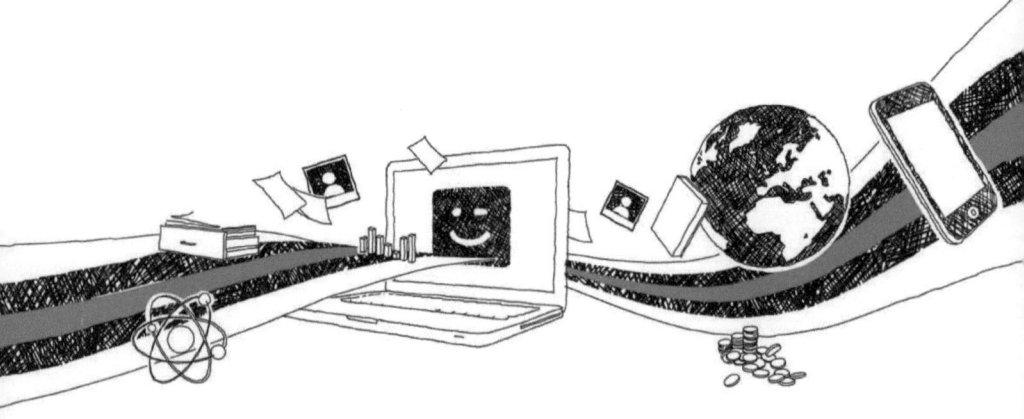

- Wir veröffentlichen Ihre Hausarbeit,
  Bachelor- und Masterarbeit

- Ihr eigenes eBook und Buch -
  weltweit in allen wichtigen Shops

- Verdienen Sie an jedem Verkauf

Jetzt bei www.GRIN.com hochladen
und kostenlos publizieren

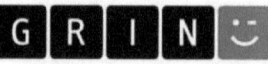